Pérdida De Peso

La guía de carrera integral para principiantes, que incluye consejos para perder peso y resistencia

(Planes de preparación de comidas y recetas ajustables para su familia y programa de pérdida de peso)

Jose-Miguel Paniagua

TABLA DE CONTENIDOS

Caldo De Pescado

INGREDIENTES

2 cucharada de aceite de oliva
2 papa cortada en cubos
4 zanahorias cortadas en cubos
2 chayote cortadas en cubos
2 rama de epazote
Chipotle al gusto
1 cucharadita de comino
2 Pescado Opcional (Mojarra, Robalo, Huachinango) mediano fresco, cortado en cinco porciones
2 litro de agua
500 gramos Jitomate
2 rebanada de cebolla
2 diente de ajo
Sal

MODO DE PREPARACIÓN:

1. Licua el jitomate con la cebolla, comino, chipotle y el ajo.
2. Cuélalo y fríelo en una sartén con el aceite, reserva.
3. Pon a hervir el agua . Cuando esté en ebullición, Incorpora el purё sazonado.
4. Agrega, la papa, las zanahorias, el epazote y hierve hasta que se encuentren cocidas las verduras y se reduzca un poco el caldo.
5. Al final agrega el pescado, para que no se vaya a batir.
6. Agrega sal a tu gusto.

Pollo Con Ensalada Vegetariana

Pechuga de pollo
8 cucharaditas de jugo sazonador
2 cucharadita de pimienta molida
4 cucharaditas de sal
6 dientes de ajo
6 ramitas de tomillo fresco
½ de taza de aceite de olivo
4 cucharaditas de vinagre blanco
4 Manzana verde
2 taza de espinaca
6 calabacitas
4 lechugas orejonas
4 aguacates
½ Miel de abeja
1 taza de mostaza

MODO DE PREPARACIÓN:

1. Para marinar, mezclamos ajo picado finamente, miel, mostaza, jugo sazonador.
2. Cortamos la pechuga de pollo en tiras, le agregamos la mezcla para marinar lo dejamos reposar 25 a 30 minutos.
3. Cortar la lechuga ponerlo a la ensaladera y agregamos la espinaca.
4. La manzana le quitamos el corazón y rebanamos en gajos delgados, agregamos en la ensaladera.
5. Cortamos la calabacitas en cubos y se agrega en la ensaladera.
6. Le quitamos la cascara del aguacate y cortamos en láminas delgadas .
7. lo incorporamos en la ensaladera. Precalentar una sartén con poco aceite y sellar la pechuga de pollo, cocinar hasta que este cocida.
8. Vinagreta en un recipiente agregar el vinagre blanco, aceite de oliva,

pimienta, sal, ajo y tomillo, lo mezclamos bien.

9. Servir una cama de ensalada, sobre la pechuga de pollo y acompañar con la vinagreta.

Por qué no debes descuidar el agua cuando intentas perder peso

Una de las principales razones por las que debes beber agua cuando haces dieta es que esto puede ayudarte a evitar la deshidratación.
La pérdida de peso inicial es causada por la pérdida de agua, es necesario beber una cantidad suficiente de agua para mantenerse hidratado.
El proceso de quema de grasas y calorías también requiere una cantidad suficiente suministro de agua para que trabaje eficientemente. Hay que tener en cuenta que la deshidratación reduce el proceso de quema de grasas, una vez que has quemado calorías creas toxinas como un tubo de escape que sale de tu

coche, por ello el agua desempeña un papel importante en la eliminación de las toxinas de tu cuerpo.

Si intentas perder peso para construir abdominales y músculos, el agua ayuda a mantener el tono muscular, al ayudar a los músculos en su capacidad de contraerse y esto lubrica tus articulaciones. Con una hidratación adecuada podrá reducir las molestias musculares y articulares.

Mucha gente es consciente de que una pérdida de peso saludable gira en torno a tener una buena cantidad de fibra, pero sin agua, su pérdida de peso nunca tendría éxito, ya que podría sufrir estreñimiento

Entrenar, entrenar y entrenar

Cuando hablo de entrenar no me refiero necesariamente a ir a levantar pesas y durar horas en un gimnasio. Me refiero al acto simple de aumentar tu nivel de actividad física diaria. Esto es posible incluso en tu propio hogar y usando tu propio peso, con entrenamientos de corta duración, pero de alta intensidad.

¿Recuerdas la ecuación para la clave mágica que te di al principio? Entonces, para que esta ecuación sea posible tienes que dejar de enfocar todos tus esfuerzos solo en la alimentación.

La actividad física representa el 30% de todos tus avances y aunque 30% es menos que el 70% que logras con la alimentación, es un 30% bastante significativo y con repercusiones muy importantes, ya que sin actividad física no es humanamente posible desarrollar masa muscular.

Tienes que sacar a tu cuerpo de su zona de confort y para lograrlo tienes que hacer más de lo que normalmente haces.

Si para llegar a tu trabajo debes caminar 2 kilómetros esos 2 kilómetros no representan actividad física que vaya a transformar tu cuerpo. ¿Por qué? Porque es parte de tu día a día y tu cuerpo lo percibe como parte de tu rutina diaria, igual que como cepillarte los dientes o comer. Es solo una función más que debe desempeñar, sin que necesariamente represente un esfuerzo adicional.

Quiero dejarte una rutina que harás en 22 minutos, en tu hogar, usando únicamente tu propio cuerpo, sin necesidad de equipos y que puedes hacer a la hora del día que prefieras.

Este tipo de rutinas las armo mucho para mis pacientes con poco tiempo o aquellos que necesitan acelerar sus metabolismos.

Quiero leer tus comentarios al respecto cuando la realices y me digas si sientes que trabajaste todo tu cuerpo o no.

Familiarízate con el tono azul.

Todos sabemos que usar ciertos colores pueden hacer que te veas más delgado o más grande, bueno resulta que el color de tu plato tiene un efecto similar en tu apetito, lo aumenta o lo reduce, investigadores de la universidad de Oxford Inglaterra, han descubierto que las personas tienden a comer menos cuando hay un mayor contraste de color entre su plato y la comida en él, los participantes del experimento probaron palomitas de maíz dulces y saladas con cuencos blancos, azules, verdes y rojos, ellos notaron que las palomitas de maíz saladas tenían un sabor más dulce cuando estaban en los cuencos azules y rojos, y las palomitas de maíz dulces parecían más saladas cuando se los comían del cuenco azul. Cuanto mayor sea el contraste entre tú plato y su contenido más comida querrás servirte tú mismo, los científicos también ha descubierto que la gente come 33% menos cuando están en un cuarto azul, se sabe que el azul te calma, reduce físicamente tú ritmo cardiaco y reduce tú apetito, no es de extrañarse que McDonald's, KFC y Burger King utilicen el color rojo que provoque el hambre en lugar de un azul calmante en la decoración de sus restaurantes.

pérdida de peso, sino también para una salud y energía vibrantes. (Para más sobre alimentos ricos en nutrientes en la página 30.)

Cientos de estudios epidemiológicos han analizado la relación entre alimentos ricos en nutrientes, como los alimentos más saludables del mundo, y condiciones de salud como obesidad, colesterol alto, sangre alta presión arterial y niveles elevados de azúcar en sangre. No solo estos alimentos reducir sus posibilidades de experimentar enfermedades crónicas, pero pueden también mejoran su salud diaria. Por ejemplo, darán te da más energía, te ayuda a pensar con más claridad, a hacer tu cabello y piel más brillante y contribuir a una sensación general de vitalidad.

Lo que los hace beneficiosos para la salud son los nutrientes que promueven la salud.

contienen. No porque sean ricos en uno o dos

nutrientes, sino porque contienen toda la gama de importantes unos. Esto es esencial porque lo que los investigadores han encontrado es que los nutrientes que trabajan juntos proporcionan una mayor salud beneficios que los que trabajan solos. Lo que eso significa es que hay ningún alimento milagroso o nutriente milagroso. Solo existe el milagro de cómo los diferentes aspectos de los alimentos más saludables del mundo, ricos en nutrientes trabajen juntos para brindarle una salud y una pérdida de peso óptimas.

Seguramente alguno de ustedes ha buscado y encontrado una dieta que ayudó a perder peso al sobrino de la tatara-tatara-cuñada de su empleado. Quizás incluso tú. Pero primero, un hecho triste: si una dieta tiene un nombre, es casi seguro que no funciona. Sin embargo, comenzará a discutir, afirmando que al "sentarse" en él, ha perdido peso... Vamos a comenzar a informar, pero primero permítame ofrecer un breve descargo de responsabilidad: este tema no se aplica a las dietas recomendadas por un médico en un hospital por razones médicas relacionadas con ciertos trastornos o cirugías digestivas previas. Sí, hay dietas que prescriben una dieta precisa, similar a la que describí en el último capítulo. PERO. Hay una lista de gramos, y una persona que sigue esta dieta se esfuerza por seguir todo lo que se indica. Dime cómo puedes servir el mismo plato del mismo volumen a un hombre que mide 170 centímetros y pesa 120 kilogramos y a una niña que mide 155 centímetros y pesa poco más de 60 kilos después de dar a luz. Sin embargo, las estrellas coincidieron en que ambas personas descubrieron la misma dieta en Internet, con la misma dosis en la misma noche, y ahora intentan seguirla al pie de la letra. Sólo un organismo está desnutrido y sufre, mientras que el otro come en exceso y también sufre. ¿Y cómo debe ser uno? De ningún modo. Recuerda que todas las dietas son una mierda. Así de desagradable seré. Debe crear su propia dieta en función de sus necesidades, objetivos, estadísticas fisiológicas y físicas y preferencias gastronómicas (por ejemplo, no todos comen vísceras, pero alguien patológicamente no percibe la leche). Por supuesto, todo nutricionista competente tiene un "espacio en blanco" que modifica regularmente, adaptándolo a cada cliente. Esto no es porque sea flojo y quiera ganar más dinero más rápido, sino porque sabe por experiencia que el menú que creó es el que funciona y produce resultados. Una mujer que acababa de conocer a un nutricionista se me acercó y le dijo lo que le gustaba y lo que no le gustaba, y él incluyó salchichas en su dieta habitual para complacerla. ¿QUÉ? ¿LO SIENTO? Lo mismo me pasó a mí. Lo siento, ¡pero leer ese menú me volvió loco! fue interesante En realidad, el hombre simplemente distribuyó la dieta normal de esa niña en cinco comidas sin hacer ningún cambio en general . Comía casi de la misma manera que lo hacía antes del nutricionista, excepto que con más frecuencia, y también pagó un menú en una hoja de papel. Lo que me impresionó aún más fue que un dietista de otro lugar recomendó salchichas de una empresa cuyos productos no están disponibles en nuestra área. Oh, dioses... Decir que me sorprendió sería quedarse corto, porque había estado bajo la suposición (¡qué hay allí, hasta ahora!) durante bastante tiempo.

¿Es posible adelgazar rápidamente?

Un vientre plano suele ser un objetivo poco realista y totalmente desconectado de nuestro bienestar. Y trabajar la barriga y la zona abdominal requiere una alimentación cuidada y un entrenamiento centrado específicamente en la zona.

Este objetivo suele requerir mucho tiempo y un compromiso firme con el entrenamiento: ¡la solución más sostenible es hacernos amigos de nuestro cuerpo!

Consejos para perder peso rápidamente de forma saludable.

Siempre teniendo en cuenta nuestra premisa sobre la necesidad de acudir a un especialista para perder peso, hemos recopilado algunos consejos de autocuidado para ayudarte a mantener un estilo de vida equilibrado, que es sin duda un gran punto de partida para empezar una dieta. Estos son nuestros útiles consejos.

1. No hagas ayuno y haz 5 comidas al día.

El metabolismo es un mecanismo muy delicado, capaz de perder eficacia con poco. Por lo tanto, el secreto para perder peso en un tiempo razonablemente rápido es ayudar a la actividad metabólica, siguiendo un estilo de vida saludable e inteligente. Así que tiene más sentido perder peso comiendo, pero comiendo bien.

Hay que estimular el metabolismo con la ingesta diaria de los nutrientes adecuados, divididos en 5 comidas equilibradas, distribuyendo la ingesta calórica a lo largo del día en diferentes dosis.

Un nutricionista puede ayudarte a adaptar tu plan de comidas a tus necesidades, prefiriendo los hidratos de carbono para el desayuno y la comida y las proteínas y las verduras por la noche, con tentempiés a base de frutas.

Ejercicios de Cardio

Cuando practicas a una tasa excepcional, pasan muchas cosas poco comunes con tu cuerpo.

Cuando participas en actividades cardiovasculares, ayudan a mejorar la productividad de tu corazón y pulmones. Esto asimismo mejora la tasa en la cual tu cuerpo consume vitalidad, y después de un tiempo, esto llevará a la reducción de peso.

Tomar parte en ejercicios cardio causa varios cambios metabólicos que sin duda influencian la digestión de grasa.

Las actividades cardiovasculares aumentan el transporte de oxígeno a través del torrente sanguíneo mejorado. Así, los glóbulos del cuerpo pueden oxidarse adecuadamente y consumir grasa.

Esto adicionalmente tiene el impacto de expandir la cantidad de proteínas oxidantes. Posteriormente, la velocidad a la cual las grasas no saturadas son transportadas a la mitocondria para ser usadas para vitalidad aumenta extraordinariamente.

A medida que funciona el cardio, como afectan los músculos y la grasa a la epinefrina aumenta increíblemente. Esto aumenta la medida de los triglicéridos que son secretados en la sangre y tejidos para ser copiados para vitalidad.

¿Cuáles son los usos de los suplementos de vitamina D?

Especialmente en la invierno meses, niños, joven gente, antiguo gente, hombres y mujeres debería tener su sangre valores Medido y, Si necesario, tomar vitamina D suplementos de acuerdo a para la resultados.

Como es una vitamina liposoluble, se puede inyectar desde la cadera. una vez a la semana o una vez al mes. Se informa que no hay Efecto secundario del exceso de vitamina D. Dado que el beneficio de la vitamina D tabletas aparece bastante tarde en aquellos con niveles sanguíneos bajos, deficiencias puede ser con rapidez eliminado con vitamina D ampollas primero, y luego se puede proporcionar soporte con tabletas como un mantenimiento dosis.

Nuestro anterior conocimiento acerca de vitamina D es no más extenso válido.

~~40~~, 41 ~~Por~~ ejemplo , ~~nuestro~~ información "20 minutos es suficiente por su brazo para ver la sol" o "Nuestro diario necesidad es 400 ng, más que ese es innecesarios" ya no son válidos. Hoy en día, 50.000 ng de vitamina D por día es recomendado y dado para pacientes en influenza infecciones

Cannell JJ.et Alabama. usar de vitamina D en clínico práctica.
Conceder WB. et Alabama., Beneficios y requisitos de vitamina D por óptimo salud: una revisión

khalsa S. la Vitamina D Revolución: Cómo la Energía de Este Increíble Vitamina Pueden Cambio Su La vida. Hayhouse Publicar.

Para aquellos que quieran aprender más sobre la vitamina D, vayan al sitio web del Consejo Internacional de la Vitamina D, del cual soy miembro miembro.

Relajación para la Regeneración Física

Encuentra un lugar cómodo para ti y asume una posición relajada.
Deja que tu cuerpo se relaje.
Inhala por la nariz y exhala por la boca.
Toma respiraciones largas y lentas.
Respira profundamente y luego libera toda la tensión de tu cuerpo a medida que exhalas.
Puedes comenzar a sentir que la relajación comienza en la parte inferior de sus pies. Se siente como si estuvieras entrando en una bañera llena de agua tibia. Te sentirás tranquilo y relajado. Permite que esta relajación se extienda desde los dedos de los pies hasta los tobillos, las piernas, las rodillas y sobres tus piernas.
Deja que esta relajación se extienda por todo tu cuerpo.

Permite que esta relajación se extienda a las caderas, el área pélvica, el estómago, la espalda baja, el pecho y la parte superior de la espalda. Deja que esta relajación se extienda a la parte superior de los brazos, los codos, las muñecas, las manos, las palmas, los dedos y las yemas de los dedos. Luego, deja que se extienda a tus clavículas, hombros, cuello y cabeza.

REEMPLAZAR CON VERDURAS

El Principio Puede reducir en gran medida el contenido calórico de la mayoría de las recetas que usas, sustituyendo ingredientes que tienen muchos calorías por verduras. Muchos gente sentir aversión por la gusto de la verduras, especialmente aquellos que es tan cargado de vitaminas Verduras como el brócoli, la espinaca, las judías verdes y las zanahorias sólo pueden dominar el paladar sensible Sí lo sé a ellos sirve solo.

La Acción Añade verduras a la sartén para hacer cremas, sopas y aderezos puede cambiar un poco el sabor, sin embargo, te da un sabor mejor a la comida que está preparando. Te ofrecemos algunas sugerencias por dejar deslizar Alguno verduras en sus prescripciones

- Ralla o corta rodajas de zanahoria y agrégalas a tu cazuela de espaguetis en sustitución de la carne. los rebanadas de zanahoria cocido tener la mismo textura que la carne molida. Agregue los champiñones, el calabacín y las cebollas, por lograr a salsa de verduras magnífico con muy poco grasa.
- Para la lasaña usar brócoli, espinaca o judías verdes mezclado con requesón bajo en grasa, tagliatelle y salsa de tomate en lugar de carne.
- Mezcle verduras cortadas como brócoli, judías verdes, espinacas, zanahorias o calabacín con yogur desgrasado y sin sabor, para crear una deliciosa salsa por mojado alimentos Y ensaladas, delicioso en vitaminas Y sin que grasa.
- A la macarrones con queso Agregalos brócoli, zanahorias Y coliflor.

Asegúrese de usar queso bajo en grasa y leche sin grasa en lugar de crema en tus recetas. Tal vez le gustaría intentar usar pasta fresca de espinaca.

- Si quieres algo de carne en tu dieta, en lugar de prepararla de la manera acostumbrado, hazlo con verduras. mezcla zanahoria cocido Y cortado en rodajas y una mazorca de maíz entera con la carne con menos grasa que puedes encontrar en el mercado. Luego agregar especias nuevo Y alguno en hierba (Qué cebollín, ajo puerros, etc.).

Tú nosotros recomendamos que Yo busqué formas creativo por reemplazar Alguno productos en sus recetas favoritas, como lo hemos hecho en el ejemplos anteriores. Es muy importante que cuando elijas tus verduras, combinar de camino que ser juntos aquellos que requerir sobre la mismo clima por cocinar Por ejemplo, Sí desear

Mezcla zanahoria Y brócoli, Cerciorarse de que la zanahoria él tiene estado cocido previamente, Ya que ella requiere más clima de Cocinando que la brócoli

Meditación para bajar de peso rápido.

Ahora es el momento de que te encuentres en un estado de relajación. Escucha esto directamente o repite el guión con tu propia voz y úsalo para ayudar a guiarte a través de la meditación. Encuentra una posición cómoda y comienza cuando estés lista. Deja que estos pensamientos fluyan por tu mente de forma natural como si los estuvieras diciendo.

Puedo sentir cada respiración que entra y sale de mi cuerpo. Tengo la boca ligeramente abierta, permitiendo que el aire entre. Respiro profundamente, sintiendo que el aire golpea la parte posterior de mi garganta. Mientras descanso mis hombros, lentamente dejo salir el aire por mi boca. Ahora, estoy lista para concentrarme en mi respiración.

Cuento lentamente mientras inspiro por las fosas nasales, sintiendo que mi cabeza ya está más ligera. Lentamente dejo salir el aire por un pequeño agujero en mi boca, enfocándome en donde va el aire. Ahora es momento de repetir esta respiración. Inspiro lentamente, sintiendo que mi abdomen se estira. Y ahora hacia afuera. Dejo salir el aire una vez más, dirigiéndolo hacia fuera de mí. Mientras inspiro, estoy inhalando paz y serenidad.

Siento que mi cuerpo se vuelve más libre, más ligero, menos pesado. No se trata sólo de cómo me siento físicamente. Es cómo me siento mentalmente. Estoy más ligera que nunca, continuando mi respiración profunda, enfocándome en el aire que sale de mi cuerpo. Estoy soplando todos los pensamientos que vienen a mi mente, pasando a través de ellos, y perturbando mis patrones de pensamiento. Es hora de concentrarme en mi objetivo ahora. Ningún otro pensamiento va a entrar en mi cerebro. Sólo me preocupa mi objetivo de perder peso rápidamente.

Ya no quiero esperar más los resultados. Ahora es el momento de hacerme cargo de mi salud. Puedo sentir que mis hombros se relajan cada vez más, que el peso los presiona menos.

Estoy concentrada. Tengo un objetivo claro en mente y la visión en mi cabeza de lo que quiero parece tan clara y presente frente a mí. Siento que si extendiera la mano, sería capaz de tocar la forma física de mi objetivo. Mi yo sana. Ya no quiero esperar a que la dieta funcione.

Las ventajas de mantener un peso saludable

Los beneficios de mantener un peso saludable son muchos. No solo eso mejora la calidad de vida, pero también aumenta la cantidad de vida.
Estos son los principales beneficios de mantener un peso saludable:

Alivio de la incomodidad

Cuando alguien tiene que cargar con kilos de más, su estilo de vida activo también afectado. Incluso perder un 5-10% de su peso le ayudará a reducir varios dolores, así como dolores que están asociados con no estar activo.
Los kilos de más de su cuerpo pueden causar más tensión en los huesos, músculos y articulaciones, lo que hará que funcionen más duro que normal solo para moverse. Pero, si su peso es menor,

su cuerpo podrá trabajar de manera eficiente y evitará daños, que pueden dificultar una persona para realizar sus actividades diarias con éxito.

Corazón más sano

Si su peso es alto, es posible que su corazón no pueda hacer su trabajo efectivamente incluso si está descansando. Sin embargo, si mantiene una salud peso, la cantidad de sangre que va a varios órganos vitales del cuerpo aumentará, lo que también permitirá que su corazón haga su trabajo eficientemente.
Mantener un peso saludable también reduce la tensión en el corazón y reduce el riesgo de sufrir un ataque cardíaco, angina de pecho y presión arterial alta.

Menor riesgo de diabetes

Según algunas investigaciones y estudios, las personas con sobrepeso se encuentran en mayor riesgo de padecer Diabetes Tipo II. Si ya lo has hecho diagnosticado con esta condición médica, es importante perder peso ya que esto le permitirá controlarlo de una mejor manera. Si no tienes esta condición, mantener un peso saludable reducirá los riesgos de diabetes.

Con el advenimiento de la investigación moderna, en un futuro no muy lejano, puede haber más recetas para los pacientes que buscan medios alternativos para lidiar con la pérdida de peso y otras dolencias para consumir especias y hierbas ricas en una gran cantidad de compuestos esenciales. Sin embargo, los beneficios de las especias no deben dejarse de lado mientras tanto. Deberíamos utilizar activamente las especias en nuestras comidas y bebidas diarias siempre que se presente la oportunidad.

Ejercicios para bajar de peso rapido y facil

Perder peso no se trata solo de los alimentos que consume. También es necesario realizar ejercicios para adelgazar de forma rápida y sencilla. ¿Por qué?

El ejercicio te ayuda a quemar calorías y aumenta tu tasa de metabolismo. También nos hace sentir bien, aunque quizás no al comienzo de un programa de ejercicios. La mayoría de las personas descubren que, si bien sienten que han hecho mucho durante el día, en realidad no han estado físicamente activos. Conducir a sus hijos de un lugar a otro no es lo mismo que ir a nadar o correr. En viajes cortos, intente caminar en lugar de conducir. Es mucho más saludable para ti, para tus hijos y para el medio ambiente.

Uno de los mejores tipos de ejercicio para perder peso rápida y fácilmente es caminar, pero es necesario caminar al menos 10,000 pasos al día. No se preocupe; no es necesario que sigas todos estos pasos de una vez. Puedes hacerlo durante todo el día. Invierta en un podómetro en lugar de intentar adivinar si está logrando este hito. Caminar también ayuda a prevenir o reducir los problemas de salud al reducir sus niveles de colesterol.

Para hacer más ejercicio en tu vida, elige algo que disfrutes hacer o que siempre quisiste hacer e inscríbete en una clase. Olvídese de elegir un ejercicio que le permita perder más peso. Es más probable que tenga éxito si disfruta de lo que está haciendo. Intenta convencer a un amigo para que te acompañe, ya que es menos probable que te retrases en la clase.

Los ejercicios aeróbicos como caminar, nadar y trotar son el tipo de ejercicio más importante para su salud, pero el entrenamiento de resistencia es excelente para tonificar y moldear su cuerpo. Entonces, ¿por qué no intentar combinar una mezcla de ambos en tu vida? Podrías ir a nadar, trotar o caminar durante veinte minutos todos los días y luego dos o tres veces a la semana hacer algo de entrenamiento de resistencia.

No es necesario que se inscriba en un gimnasio. Puedes ejercitarte en casa usando bolsas de azúcar o botellas de agua como pesas. Hay algunos DVD geniales en el mercado que lo ayudarán a inspirarlo y motivarlo, así como a enseñarle las técnicas correctas. Siempre tenga cuidado de seguir las pautas de calentamiento y enfriamiento, ya que no quiere sufrir ninguna lesión.

Si no le apetece embarcarse en su propio programa en casa, busque una clase de ejercicios o un entrenador en un centro de salud cercano. Las clases de ejercicios son una excelente manera de conocer personas con ideas afines y abrir una vida social completamente nueva además de beber y comer fuera.

Un entrenador de ejercicio es un experto que puede aconsejarle sobre las mejores rutinas, pero también sobre su dieta y otros aspectos relacionados con su estilo de vida. Un enfoque holístico funciona mejor cuando se trata de perder peso, ya que el ejercicio por sí solo no funcionará si todavía está comiendo en exceso o comiendo los tipos de alimentos incorrectos.

Enamórate de un plan de alimentación saludable

Si bien las recomendaciones fundamentales de comer más frutas y verduras, granos integrales y carnes magras, y menos alimentos procesados aún se aplican, los expertos no están de acuerdo sobre qué plan de dieta es mejor para las mujeres que atraviesan la menopausia. Parafraseando al Dr. Faubion : "La dieta más saludable es aquella a la que te puedes adherir". Manténgase alejado de las dietas que eliminen las principales categorías de alimentos y concéntrese en encontrar lo que lo hace sentir bien mientras le brinda una nutrición duradera.

Qué efecto tiene en tus hormonas y células

Durante el ayuno, su cuerpo sufre cambios celulares y moleculares.

Por ejemplo, su cuerpo cambia los niveles hormonales para aumentar la cantidad de grasa corporal almacenada.

Además, sus células inician importantes procesos de reparación y cambian la expresión génica.

Algunos de los cambios que ocurren en tu cuerpo durante el ayuno son:

• Hormona del crecimiento humano (HGH): los niveles de la hormona del crecimiento aumentan, a veces por un factor de cinco. Proporciona beneficios para el crecimiento muscular y la pérdida de grasa, entre otras cosas (4 Fuente de confianza, 5 Fuente de confianza, 6 Fuente de confianza, 7 Fuente de confianza).

• Insulina: la sensibilidad a la insulina aumenta y los niveles de insulina disminuyen drásticamente. Los niveles más bajos de insulina aumentan el uso de las reservas de grasa corporal (8 Fuente de confianza).

• Reparación celular: cuando ayuna, sus células comienzan el proceso de reparación. Esto incluye la autofagia, donde las células se descomponen y eliminan proteínas dañinas y obsoletas que se acumulan dentro de las células (9 Fuente confiable, 10 Fuente confiable)

• Expresión génica: cambios en la forma en que funcionan los genes que están involucrados en el envejecimiento y la prevención de enfermedades (11 Fuente de confianza, 12 Fuente de confianza).

Los beneficios para la salud del ayuno intermitente provienen de los cambios en los niveles hormonales, la estructura celular y la expresión génica.

¿Quién tiene la culpa del exceso de peso?

Es una pequeña decisión en la vida diaria que conduce a una acumulación excesiva de peso a largo plazo. Pero, ¿es el sobrepeso una elección personal? ¿Quién elige el sobrepeso cuando la elección es libre y fácil? Este enfoque también incluye el hecho de que las personas con sobrepeso tienen un perfil psicológico básico diferente al de las personas con peso normal. Hay evidencia considerable para esto. Lo único obvio es que las personas con mucho sobrepeso con un IMC de al menos 35 como grupo tienen algunas características que deben tener en cuenta cuando. Los métodos aplicados a los pacientes obesos pueden no ser médicamente correctos para los pacientes de esta categoría. La depresión y la desesperanza son comunes en las personas obesas, por lo que también puede haber un vínculo entre la regulación del apetito en el cerebro y el deterioro de la memoria, pero hasta ahora estas son solo teorías de los investigadores.

¿La obesidad es hereditaria? Depende de si se trata de factores biológicos, psicológicos, sociales o económicos. Los genes a veces se describen en los medios como una especie de coartada que libera a una persona de la culpa. Si eres portador de un gen en particular, el gen determinará y no puedes evitar tener sobrepeso. Por supuesto, los genes también juegan un papel, pero en la mayoría de los casos esta explicación es débil. En otras palabras, muchos portadores de genes que se ha demostrado que están asociados con la obesidad no tienen sobrepeso. Del mismo modo, muchos tienen sobrepeso, incluso si no son portadores del gen actual. La contribución más interesante de la investigación genética al conocimiento de la obesidad se encuentra en otro nivel. La mayoría de los genes asociados con la obesidad están relacionados con la función cerebral, no con el metabolismo visceral o del tejido adiposo. Esto significa que la diferencia radica en el control del comportamiento y el sistema motivacional. Si eres portador de un gen en particular, aumenta tu riesgo de engordar, al igual que un gen en particular aumenta tu riesgo de volverte alcohólico. Cuando se trata de obesidad, la conclusión es que la mala alimentación y la falta de movimiento pueden ser peligrosas. Sin embargo, nadie puede tolerar comer sin engordar, comer comida chatarra o quedarse quieto, con o sin "barriga gorda".

A medio oscuro Habitación, iluminado suave, tierno brillante Muro Lámpara, dentro Sillón se sentó Mujeres. Ella es indiferente mirar LA TELE, y tiempo afuera tiempo saltó Con canal sobre Kanane. Como solamente Voz Por encima empezado contento hablar Otra Publicidad absurdo Presionó el botón del control remoto, la imagen cambió. Pero a menudo la publicidad fue simultaneamente seguro Todo el mundo cadenas y entonces Ella es Támesis Sonido. Con antelación Todo el mundo conocido: Té, Champú, sellado y Después Quemador de grasa, Ambiente a pérdida de peso.

¡Perder peso! Problema, formalmente a varios pero ¿Cómo? 'O' ¿Qué? alcanzar ¿Resultados? ficción anunciantes alrededor de mágico pastillas, la Ayudar deshacerse de afuera acumulado durante años Lester, sobre examen apagar historias ociosas. De lo contrario y No ser puede que sí ciudad natal una mancha Publicidad

— para asegurar gente, Qué sugirió producto ella extremadamente necesario.

Mujeres se levantó, fue seguro Habitación y detenido antes de gran espejo de cuerpo entero. N-sí... Nada de la chica La izquierda... Puede ser, solamente Memoria... Años Por Hombros precioso mucho a dentro la vida tuve que más amenudo Batalla No Con grueso, a Con formalmente Problemas que pesan sobre todos indiscriminadamente. No hubo tiempo para seguirlo. Número. Verdad, ¿Cómo? 'O' ¿Qué? y no importa cual Mujeres, Ella es tiempo afuera tiempo sacudido y una nueva vida comenzó o terminó con una dieta general tenía hambre seguro varios días. entonces Esto es pareció radical

Maneras de deshacerse del exceso de grasa. Pero el hambre se ha detenido. La dieta se reemplazó con una dieta normal y las libras se perdieron rápidamente. restaurado, a después anticuado antiguo mismo.

ACTÚA COMO SI

Todo se reduce a esto: ¿Estás 100% comprometida? ¿Qué te está impidiendo actuar como si ya hubieras logrado un nivel más alto de valor propio y autoestima? Simplemente actúa como si. He hablado de este tema en un capítulo anterior, pero veámoslo con más detalle aquí.

Por ejemplo, quieres ser tratada con respeto. Primero, trata a los demás con respeto. Luego actúa como si no fueras esa clase de persona que tolera ser irrespetada. Si quieres tener una buena relación con la comida, actúa como si ya hubieras cumplido esa meta. Sabes lo que necesitas hacer para llegar ahí. "Finge hasta que lo logres".

¿Quieres un cuerpo saludable? Actúa como si ya sintieras amor hacia ti misma y tu cuerpo. Vístete bien, nunca salgas de la casa sintiendo que te ves horrible. ¿Relajada? Sí. ¿Horrible? No.

¿Qué pasa con los alimentos orgánicos?

Sinopsis

En un momento se encuentra solo en las tiendas naturistas, la comida orgánica es hoy una característica habitual en muchos supermercados. Y eso produce un pequeño dilema en el pasillo de productos. Por un lado, tienes una manzana cultivada convencionalmente. Por otro lado, tienes uno que es orgánico. Ambas manzanas son crujientes, brillantes y rojas. Ambos suministran vitaminas y fibra, y ambos están libres de grasa y no tienen sodio ni colesterol. ¿Cuál debes seleccionar?

Lo que necesitas saber

Los productos cultivados de manera convencional generalmente cuestan menos, pero ¿son los alimentos orgánicos más seguros o nutritivos? Encuentra los hechos antes de comprar. La palabra "orgánico" denota la forma en que los agricultores cultivan y procesan productos agrícolas, como frutas, verduras, granos, productos lácteos y carne.

Comprensión del tamaño de las porciones

Las personas a menudo relacionan el tamaño de las porciones con la cantidad de alimentos particulares que se colocan en sus platos, como en los restaurantes. Desafortunadamente, ese no es el tamaño de las porciones. La mayoría de las veces, las porciones que se sirven no son realmente del tamaño de la porción real. Esa es la razón por la que a algunos les resulta difícil controlar el tamaño de las porciones.

Muchas personas no suelen medir sus alimentos, incluso cuando están en casa. Por lo general, adivinan qué es una porción de alimento. Debido a esto, algunos no entienden el significado del verdadero tamaño de la porción.

Para que sepa más sobre el tamaño de las porciones, intente medir el tamaño de las porciones de sus alimentos. De esta forma, no podrás controlar tu ingesta calórica, pero también aprenderás a vigilar el tamaño de las porciones.

Regla general al colocar porciones en su plato

Hay varias formas de controlar las porciones. Algunos de estos son los siguientes:

•El tamaño de una pelota de béisbol o el puño de una mujer es igual a una porción de frutas y verduras.

•Un puñado redondeado equivale aproximadamente a media taza de pasta o arroz cocido.

• El tamaño de la baraja de cartas es de aproximadamente tres onzas de carne, que es un tamaño de porción común.

• El tamaño del huevo grande o la pelota de golf es aproximadamente un cuarto de taza de nueces.

• Un mouse de computadora tiene el mismo tamaño que una papa pequeña.

Aparte de las formas mencionadas, la medición todavía se considera la mejor manera de asegurarse de que está comiendo el tamaño de porción correcto. Una vez que haya medido sus alimentos mientras tanto, puede garantizar que está obteniendo el tamaño de porción correcto.

Si no está seguro de haber obtenido el tamaño correcto, intente colocar menos en su plato. Luego, si tiene hambre, elija una segunda mitad para estar seguro.

Modifique sus métodos de cocción para reducir el peso

CONSEJO #49: No seas víctima de las dietas estrictas. Estos son malos para usted y hacen más daño que bien en el largo plazo Los resultados a corto plazo suelen ser que perderá algunas libras, pero una vez que los dejes, entonces todo vuelve y tu peso es peor la segunda vez.

No puedes sobrevivir con una dieta de choque y finalmente llegas a un punto en el que tienes que dejarla.

CONSEJO #50: Mastique su comida por lo menos de 8 a 12 veces ya sea comida líquida, dulces o helados.
Esto agrega saliva a la comida que digiere el azúcar. Cuando la comida no se ingiere adecuadamente y se traga, llena su estómago con comida que no está lista para ser digerida y luego no produce los beneficios para la salud que usted necesita.

CONSEJO #51: Cuando estés cocinando con aceite, utiliza un buen Aceite de Oliva Virgen Extra, es más caro que el aceite vegetal, pero los beneficios para la salud son mucho mejores y vale la pena el costo. Aceite de oliva se ha asociado con un menor riesgo de enfermedad coronaria y ayuda a aumentar la elasticidad de las paredes arteriales que reduce la posibilidad de ataque cardíaco y accidente cerebrovascular.

Elimina todas las fuentes de estrés de tu existencia.

En relación a todo lo anterior, que lo nombré varias veces, el estrés será sin lugar a dudas el peor enemigo a la hora de adelgazar. La causa principal es la siguiente:

- Cada vez que te estresas, aumenta el consumo de energía inútilmente, principalmente glucosa, esto aumentará tu apetito por los hidratos de carbono y disminuirá tu masa muscular. Los músculos contienen grandes reservas de glucosa almacenada (glucógeno) que hay que mantener, sino se mantienen, se hacen más pequeños e ineficaces, cada vez que te estresas le estás quitando la gasolina al Ferrari, piénsalo así. Si tus músculos (hornos) trabajan poco, no necesitarán tanta energía ni se mostrarán tan receptivos por la glucosa. Por tanto, cuando el consumo, en especial, de hidratos de carbono supera tus necesidades, el superávit calórico será transformado en grasa, pues tus músculos serán tan ineficientes que su rendimiento para metabolizar energía será nulo.

Los hidratos de carbono son la mayoría de las veces los culpables del sobrepeso en personas con niveles altos de estrés. Por si no lo sabías, debes saber que cuanto mayores sean tus niveles de grasa en el cuerpo, más estrés podrás soportar. Los azúcares refinados alimentan el estrés, el cual genera cortisol, que es la hormona encargada de estimular al páncreas para que libere glucagón a la sangre y éste a su vez estimule la glucogenólisis hepática y muscular, entrando en un círculo vicioso que te mantendrá dependiente de estimulantes para regular tus niveles de energía, como el café, el azúcar, los refrescos, los dulces, el pan, la pasta, el arroz blanco, patatas fritas.

El caso de ejemplo es éste. Trabajas en una oficina 8 horas diarias, haciendo un trabajo que te disgusta, entras a las 9, justo después de dejar a tus hijos en el colegio y desayunando un café rápido con una tostada por falta de tiempo. A las 11

Horario de las comidas

El horario de las comidas es una parte esencial de una dieta equilibrada. Cuando queremos estar en la parte superior de nuestra figura bien formada, el tipo, la cantidad y el momento adecuados son importantes para equilibrar las calorías a lo largo del día. Con eso, no hay necesidad de restringirse de comer menos alimentos o privar a su cuerpo de los ingredientes necesarios que debe usar para el trabajo de un día.

Nuestro metabolismo es diferente como nuestra identidad. Cada individuo tiene un perfil de salud y estilo de vida diferente, lo que explica por qué es difícil seguir un solo programa de dieta.

Un plan de dieta puede ser eficaz para usted, pero no para su amigo. Incluso la intensidad y la duración del ejercicio pueden no ser adecuadas para su amigo en comparación con el suyo. Entonces, para comprender mejor lo que realmente está sucediendo dentro de su cuerpo, aquí hay una explicación básica.

En este momento, si los informes de las agencias de salud son precisos, podría haber mil millones de personas en el planeta experimentando problemas de peso. La industria de la salud y el fitness, que genera miles de millones de dólares en ingresos relacionados con la salud, continúa produciendo varios programas de pérdida de peso basados en dietas calóricas reducidas drásticamente junto con entrenamientos extenuantes, y usted se pregunta por qué las tasas de obesidad siguen aumentando y si ese enfoque es realmente eficaz.

Muchos de los creadores de estos programas, por supuesto, enfatizan que para que funcionen hay que perseverar, ser disciplinado y tener la tenacidad para continuar frente a las dificultades que dichos programas pueden traer.

Quizás las dificultades que tiene que atravesar al emplear estas rutinas de pérdida de peso son el problema principal, lo que significa que todo el tiempo los fabricantes pueden haber estado vendiendo un enfoque que difícilmente funciona en primer lugar. ¿Bajar de peso rápido? Usted o cualquier otra persona tendrá dificultades para resistir ese tipo de discurso de marketing.

Necesitamos un programa de pérdida de peso que sea extremadamente agradable de seguir

Los problemas de peso de mi esposo comenzaron cuando sus padres decidieron volverse vegetarianos. Él tenía once años en ese momento y básicamente decidió intentarlo también. Su madre cocinaba las comidas, ya ves, así que supongo que no tenía muchas opciones.

Esto fue hace muchos años y en ese momento no había muchas opciones diferentes de comida para las personas vegetarianas. No estaba impresionado en absoluto con la comida que le dieron y extrañaba mucho comer carne. Normalmente tendría hambre después de las comidas y luego comenzaría a comer bocadillos. Solo ganó gradualmente más peso, y la gente realmente no hizo comentarios durante un par de años.

www.ingramcontent.com/pod-product-compliance
Lightning Source LLC
LaVergne TN
LVHW011738060526
838200LV00051B/3228
9781837874453